Bibliographic information published by the German National Library:

The German National Library lists this publication in the National Bibliography; detailed bibliographic data are available on the Internet at http://dnb.dnb.de .

Imprint:

Print and binding: Books on Demand GmbH, Norderstedt Germany
ISBN: 9783668879836

This book at GRIN:

https://www.grin.com/document/452078

Romina Serrudo

Técnicas de ahorro de sangre para la Artroplastia Total de Rodilla

GRIN Verlag

INSTITUTO DE FORMACIÓN TÉCNICO SUPERIOR DE ANÁLISIS CLÍNICOS Nº 10 RAMÓN CARRILLO

Técnicas de ahorro de sangre en la Artroplastia Total de Rodilla

TESINA

Presentado por: Serrudo Vargas Romina Serrudo

Cátedra Seminario de Profundización

Noviembre 2018

Índice

1. Introducción

La Técnica de ahorro de sangre en la Artroplastia Total de Rodilla es más beneficiosa que la transfusión de sangre.

La transfusión de sangre no está exenta de riesgos, así que no llegar a necesitarla es el objetivo para el que se han desarrollado toda una serie de estrategias, tanto farmacológicas como con dispositivos de asistencia mecánica, que optimizan la situación hematrimétrica del enfermo o permiten devolverle la sangre que pierde durante una cirugía.

El objetivo es rescatar y organizar estrategias clínicas básicas, sencillas y realizables en la gran mayoría de sitios de atención médica, que nos permita "ahorrar" sangre en el perioperatorio, y así disminuir la morbimortalidad y los costos.

Durante todo el proceso, un equipo multidisciplinar llevará a cabo procedimientos para optimizar y recuperar su propia sangre a través de técnicas avanzadas para mantener sus niveles de hemoglobina antes, durante y después de la intervención o tratamiento médico. Los beneficios son varios, entre ellos:

- **El paciente se recupera más rápidamente:** la estrategia se basa en actuaciones de prevención y anticipación. Sumada a las manos expertas del médico, la personalización del tratamiento y el empleo de técnicas mínimamente invasivas, favorece la recuperación y reduce el tiempo de hospitalización.

- **Reduce las posibles infecciones y otras complicaciones** asociadas a las transfusiones.
- **Beneficio social:** se preserva un bien escaso, como es la sangre, reservándola a aquellos pacientes para los que es estrictamente necesario.

2. Delimitación y planteamiento del problema de investigación

Estudios demuestran que hay una gran conexión entre la sangre y la vida, ya que la sangre transporta oxígeno a todo el cuerpo, remueve de él el anhídrido carbónico, nos ayuda a adaptarnos a cambios de temperatura y contribuye a que el cuerpo combata las enfermedades. Esto llevó a los médicos a hacer uso de la transfusión de sangre, uno de los procedimientos más utilizado en la medicina. Sin embargo, a veces se hace un uso abusivo de ello, ya que no siempre es imprescindible. Como resultado, el uso innecesario de la trasfusión de sangre no solo incrementa la necesidad de más donantes, siendo un bien escaso que se obtiene gracias a la donación altruista de la población, sino que también representa un gasto de miles de pesos por año relacionados con la compra, almacenaje, procesamiento, análisis, etc. Sobre todo aumenta los riesgos de contraer infecciones provocadas por transfusiones de sangre, así como otras complicaciones que prolongan la estancia hospitalaria del paciente.

Antiguamente los profesionales de la salud pensaban que la medicina sin sangre era muy arriesgada y hasta incluso titulaban a las personas que rechazaban la transfusión de sangre como "suicidas". Pero en los últimos años, distintos hechos demuestran lo contrario, cada vez son más los profesionales con experiencia en el campo de la salud que ensalzan las ventajas de valerse de estrategias clínicas que eviten las transfusiones sanguíneas. Lo que se ha buscado es practicar la medicina y la cirugía sin sangre, esto comenzó en la década de 1950 con el Dr. Denton Cooley, que práctico la primera operación a corazón abierto sin sangre.

Es necesario reconocer, que las primeras incursiones en este tipo de cirugía, se debieron a la necesidad de tratar a los pacientes Testigos de Jehová, quienes aunque desean un tratamiento médico y quirúrgico de calidad, no admiten la transfusión sanguínea, pues obedecen el mandato bíblico "absténganse… de la sangre" (Hechos 15: 20). Por ejemplo, en 2004 se publicó en una revista de medicina un artículo que decía: "Muchas de las técnicas que se han ideado para tratar a los testigos de Jehová serán la norma en los próximos años". Y en 2010, el libro Medicina transfusional señaló que gracias a estas técnicas "conseguiremos que la llamada 'cirugía sin sangre' sea algo tan cotidiano y habitual como la cirugía ambulatoria". Actualmente miles de médicos están utilizando técnicas de ahorro de sangre para realizar cirugías complejas sin transfusión, logrando un gran avance en la medicina. El campo del ahorro de sangre supone el uso planificado de distintas alternativas para evitar la necesidad de transfundir a un paciente sangre de otra persona, tanto a neonatos como a mayores de 90 años, donde se utilizan los mismos enfoques y técnicas.

Se ha reducido el índice de transfusiones en las operaciones de reemplazo de rodilla y de revisión de reemplazo entre un 5% y 8 %, lo ideal sería reducirlo a 0%. Este objetivo se debe a razones legales y éticas, ya que se procura respetar cada vez más los deseos del paciente. Además los expertos en medicina quieren evitar los riesgos médicos concomitantes de las transfusiones de sangre alógena, ya que, toda unidad donada al banco de sangre, sea alógena o autóloga, presenta el riesgo de incompatibilidad ABO por error humano, riesgo de que se produzca una reacción hemolítica transfusional mortal, etc.

En el año 2013, la revista Stanford Medicine Magazine, publicada por la Escuela de Medicina de la Universidad de Stanford (Estados Unidos), contenía un artículo que se titulaba "Against the Flow—What's Behind the Decline in Blood Transfusions" (En contra de la corriente. Por qué ya no se hacen tantas transfusiones de sangre). La autora, Sarah C. P. Williams, escribió: "En los últimos diez años, un creciente número de estudios ha demostrado que en muchos hospitales de todo el mundo se administra sangre donada en mayor cantidad y con mayor frecuencia de la necesaria, tanto dentro como fuera del quirófano".

Este artículo cita a la Doctora Patricia Ford, fundadora y directora del Centro de Medicina y Cirugía sin Sangre del Hospital de Pensilvania (Estados Unidos), quien señala: "La idea de que el paciente morirá si no tiene cierto volumen sanguíneo, de que la sangre es la salvación, está profundamente arraigada en la cultura médica. [...] Y aunque eso sí es cierto en algunos casos, no lo es en la mayoría". Afirmó también: "Gran parte de los médicos con los que hablé en un principio tenían el falso concepto de que sin una transfusión, muchos pacientes morirían. Yo misma lo creía hasta cierto grado. Pero pronto descubrí que con tan solo poner en práctica unas cuantas estrategias muy sencillas es posible atender con éxito a esos pacientes".

El respetar la decisión de cada paciente, ya sea por su postura religiosa puede poner a prueba las habilidades de los médicos. Pero cuando se enfrentan a ese desafío, subrayan las preciosas libertades que tanto valoramos. Como muy bien escribió John Stuart Mill: "Ninguna sociedad en la que no se respeten cabalmente esas libertades es libre, sin importar su forma de gobierno [...]. Cada uno es el custodio adecuado de su propia salud, ya sea corporal o mental y espiritual. La humanidad sale más beneficiada si deja que cada uno viva como le parezca bien, en lugar de obligarle a vivir como les parezca bien a los demás"

3. Justificación

Debido a que durante la artroplastia total de rodilla (ATR) se producen cantidades sustanciales de pérdida de sangre perioperatoria, más del 30% de los pacientes puede requerir transfusión alogénica. Como resultado de esa transfusión el paciente aumenta los riesgos de infección y prolonga la hospitalización, lo que eventualmente puede afectar los resultados clínicos generales de la ATR. Estas preocupaciones han llevado a los cirujanos y anestesiólogos a desarrollar diversas estrategias para conservar la sangre, reducir los costos y disminuir las complicaciones relacionadas con las transfusiones de sangre.

Al momento de la operación los médicos reconocen que existen dos prioridades urgentes:

1. Detener la hemorragia
2. Restituir el volumen sanguíneo

Es algo indispensable detener la hemorragia, unas vez hecho esto, se debe restituir el volumen sanguíneo, dado que si este volumen sanguíneo disminuye demasiado no llega al cerebro y otros órganos, provocando la muerte del paciente.

La eficacia al programa de alternativas a las transfusiones radica en la labor de equipo, tiene que haber colaboración entre todo el equipo médico, se deben adaptar al estado del paciente y al tipo de operación, puesto que, algunas técnicas son adecuadas a ciertos procedimientos. Estas estrategias llevan a los cirujanos a hacer una preparación más cuidadosa del paciente, provocando una mejora en la calidad de tratamiento médico. Podemos decir que la disminución de pérdida de sangre no es opcional, sino que es indispensable para una cirugía exitosa.

Para ello es importante preparar al paciente antes de la cirugía, sobre todo si el paciente por razones religiosas o de otra índole rechaza la sangre alogénica, por lo que se debe hacer una evaluación preoperatoria del paciente y optimización del paciente:

- Suficiente masa eritrocitaria
- Pérdida de sangre prevista
- Umbral de transfusión

La planificación preoperatoria supone que el paciente no tiene suficientes eritrocitos endógenos para la operación planeada, y esto no solo depende del hematocrito sino también del volumen sanguíneo sumado del paciente, la pérdida de sangre prevista en operaciones de este tipo y el umbral de transfusión que se considera razonable o tolerable para el paciente en cuestión.

Por consiguiente, las diversas técnicas alternativas a las transfusiones podrían dividirse en tres principios básicos, tres pilares, que más adelante explicaremos con detalle. Estas son:

1. **Tolerancia a la anemia**
2. **Optimizar la masa eritrocitaria**
3. **Minimizar la pérdida de sangre**

Si bien la lista de alternativas es larga, lo que se busca es utilizar dichas alternativas en múltiples combinaciones adaptadas a las necesidades del paciente.

4. Objetivos

Objetivo general:

- Demostrar que la efectividad de las Técnicas quirúrgicas de ahorro de sangre son mejores comparadas a la transfusión de sangre para la Artroplastia total de Rodilla de acuerdo con la evidencia actual.

Objetivos específicos:

- Detallar el mantenimiento y optimización de la hemostasia.
- Comparar los resultados de pacientes que realizaron la cirugía de rodilla sin sangre con las que fueron transfundidas con sangre alógena.
- Exponer distintos procedimientos frente a variables como la anemia, hipotermia

5. Marco teórico

Para que la Artroplastia total de rodilla sea un éxito, se tienen que tomar todos los recaudos necesarios, como ya enumeramos anteriormente. Por esa razón es muy importante seguir los pasos que se ven a continuación.

Evaluación preoperatoria del paciente

La meta de la evaluación preoperatoria es asegurar que el paciente ingrese al quirófano en las mejores condiciones fisiológicas posibles, con el objetivo de reducir la morbimortalidad vinculada con la intervención a la que será sometido el paciente. Para ello se debe tener en cuenta la anestesia y el acto quirúrgico que suman a la enfermedad de base una injuria adicional puesto que estimulan el eje neuroendocrino, incrementan la carga circulatoria y respiratoria, y acrecientan el metabolismo.

El objetivo final es lograr que la cirugía se realice con el menor riesgo posible y el mayor beneficio para el paciente, obteniendo como resultado que el postoperatorio transcurra sin intercurrencias desfavorables. Las conclusiones de la evaluación podrían determinar la necesidad de posponer la cirugía para corregir un déficit advertido, de modificar la estrategia elegida o incluso de denegar la operación.

Desde el punto de vista cronológico la asistencia del enfermo quirúrgico, se puede dividir esquemáticamente en tres períodos: **el preoperatorio, el intraoperatorio y el postoperatorio**. (Tabla 1. Medidas para el ahorro de sangre en cirugía).

5.1.-Fase Preoperatoria

La etapa preoperatoria es el lapso que transcurre desde el momento en que se decide la operación hasta el comienzo de la anestesia. Su duración ideal debería ser de varias semanas a fin de contar con tiempo suficiente para evaluar la situación clínica del paciente y corregir los eventuales hallazgos anormales. En este período se informa al paciente y a sus allegados sobre la conducta a adoptar (para la cual se solicita su consentimiento); se confirma que el paciente se halla en condiciones de ingresar al quirófano; se analiza la medicación que recibe el paciente; se recogen los antecedentes médicos y quirúrgicos y la respuesta a prácticas anestésicas previas; se realizan las consultas previas necesarias, se planean la estrategia y la táctica quirúrgica y se prepara convenientemente al paciente para que pueda superar la agresión que implica el acto quirúrgico-anestésico, subsanando las anormalidades que se detecten.

El otro objetivo de esta etapa es estimar el riesgo clínico. A este efecto (si bien el cirujano es quien está a cargo del manejo preoperatorio) una correcta evaluación puede requerir en determinadas circunstancias la participación del internista, del cardiólogo y del anestesiólogo.

Una evaluación apropiada incluye el examen y la indagación acerca de:

- Peso y talla.
- Estado general y cardiopulmonar.
- Antecedentes hematológicos: hemostasia (historia personal o familiar), anemia.
- Posibilidad de embarazo.
- Experiencias quirúrgico-anestésicas previas.
- Tabaquismo.
- Alcoholismo.

– Otros según los hallazgos.

Los factores de riesgo inherentes al paciente son: su condición clínica, la edad, el estado de nutrición y el de inmunidad, la naturaleza y antigüedad de la enfermedad y la existencia de patología preexistente o concomitante. Los factores relacionados con la cirugía son: la anestesia, la duración y complejidad de la operación, el carácter electivo o de urgencia, la experiencia del equipo interviniente, las cualidades técnicas del establecimiento de internación y los recursos con los que se cuenta (tanto en el quirófano como en las unidades de internación). Si los riesgos superan a los beneficios, la cirugía sólo se encarará si es indispensable para la conservación de la vida.

En cuanto a la condición clínica, se pueden distinguir dos grandes categorías:

Enfermos estables: Enfermos con patología crónica en los que se practicará una intervención programada.

Enfermos críticos. Enfermos con patología aguda o urgente en los que se cuenta con un preoperatorio mínimo de seis horas (urgencia). Enfermos con inminente y evidente riesgo de muerte (emergencia)

También se tiene que tener en cuenta la clasificación de ASA, con sus pro y contra, es un concepto que sigue siendo ampliamente usado como estratificación de riesgo. Lo nuevo en esta clasificación es la introducción de ejemplos concretos (pero no limitado sólo a éstos) por parte de la Asociación Americana de Anestesiología.

ASA I: es un paciente sano, que no fuma y no bebe o tiene mínimo consumo de alcohol.

ASA II: es un paciente con leve enfermedad sin limitación funcional, como por ejemplo, paciente fumador, bebedor social, obeso con índice de masa corporal entre 30 y 40 años, diabético o hipertenso bien controlado, leve enfermedad pulmonar.

ASA III: es un paciente con limitación funcional, esto incluye a la diabetes y/o hipertensión mal controlada, enfermedad pulmonar obstructiva, obesidad mórbida, hepatitis activa, dependencia o abuso al alcohol, antecedente de infarto de más de 3 meses de evolución, entre otros.

ASA IV: es un paciente con enfermedad severa en constante riesgo vital y los ejemplos son: infarto reciente menos de 3 meses, isquemia miocárdica actual, accidente vascular, severa disminución de la fracción de eyección, disfunción valvular severa, sepsis, insuficiencia renal avanzada sin diálisis. ASA V: es un paciente moribundo, cuya sobrevida depende de la cirugía, como por ejemplo rotura de aneurisma aórtico torácico o abdominal, hemorragia cerebral masiva con efecto de masa, traumatismo severo, entre otros.

La calidad de información, educación y asesoramiento que reciban los pacientes es fundamental para disminuir su nivel de ansiedad. La comunicación entre el médico anestesiólogo y el paciente adquiere gran importancia actualmente, ya que existe una amplia variedad de alternativas y técnicas anestésicas, que el paciente debe comprender bien y aceptar, como el tipo de anestesia propiamente dicho (inhalatoria, endovenosa, regional), la realización de bloqueos regionales y/o periféricos para analgesia postoperatoria, o determinados procedimientos invasivos.

Cuando el paciente es menor de edad o no se encuentra en condiciones de consentir, la autorización ha de obtenerse del adulto autorizado legalmente para proporcionarla. Aunque puede ser suficiente el consentimiento oral, por razones médico-legales es aconsejable la autorización escrita.

Controlar los exámenes preoperatorios "de rutina"

Muchas veces existe la tendencia de los especialistas de solicitar exámenes "de rutina", sin un análisis previo de la historia clínica y examen físico. "De rutina" se define como un examen solicitado en ausencia de una indicación clínica o propósito. Está demostrado en numerosos trabajos que los exámenes de laboratorio solicitados como rutina y sin base clínica, no tienen ningún rendimiento significativo, encarecen la atención, generan postergaciones innecesarias, afectan la contención de costos, e incluso generan un dilema de qué hacer frente a un examen alterado, cuando éste no tiene una correlación clínica. La revisión Lancet 2003 respecto del tema afirma que más del 70% de los exámenes solicitados no generan un cambio en la conducta y no se correlacionan con complicaciones perioperatorias, por lo tanto, son innecesarios.

Los médicos suelen pedir muchos estudios complementarios, esto hace que se saque sangre para análisis de manera desmedida, conforme pasan los días se llegan a sacar 20, 30, 40ml por dia, termina siendo mucha sangre perdida para un paciente que va a entrar a cirugía. Lo que se debe hacer es coordinar todos los equipos que atienen al paciente para aprovechar al máximo cada extracción.

Elevación preoperatoria de hemoglobina (Hb)

La optimización del nivel de hemoglobina preoperatoria (Hb) es una forma efectiva de reducir la transfusión alogénica en la artroplastia total de rodilla, por ello él paciente no debe llegar anémico a cirugía. Se considera que hay anemia cuando la Hb <13 g/ dl en hombres y <12 g/dl en mujeres. Hay que aclarar que la mayor parte de las anemias son ferropénicas, y se pueden manejar preoperatoriamente suplementando hierro o eritropoyetina.

La eritropoyetina es una sustancia natural, se produce principalmente en los riñones, para ayudar a la medula ósea a formar los glóbulos rojos que van a transportar oxígeno. Los agentes estimulantes de la eritropoyesis se han utilizado en pacientes ortopédicos para reducir la transfusión de sangre alogénica. La eritropoyetina humana recombinante (epoetina alfa) administrada preoperatoriamente ha demostrado su eficacia frente al placebo en reducir la transfusión alogénica, tanto en cirugía ortopédica como en cirugía cardiaca. También actúa sobre el receptor de superficie celular para EPO (RcEPO). Con ello aumenta la resistencia a la hipoxia celular protegiendo los tejidos ante la isquemia. La máxima eficacia se consigue en pacientes con Hb entre 10-13 g/dl, pero su capacidad de mejorar la Hb preoperatoria es independiente de la edad, resultando igual de eficaz en pacientes de edad avanzada. (Ver imagen 1)

Como estrategia de ahorro sanguíneo en cirugía, la EPO es útil si hay anemia con pérdidas sanguíneas previstas importantes (<1Lt) pues con ella se logra la disminución de transfusiones sanguíneas; especialmente, en ortopedia. Se observa respuesta reticulocítica al tercer día, y aumento de Hb a la semana

Las pautas de tratamiento habituales son:

Eritropoyetina sola (Pericirugía), si disponemos de más de 15 días

600mg/Kg (vial 40000 UI) subcutánea/semana los días -21, -14, -7, el día antes de la intervención quirúrgica

Eritropoyetina sola (Pericirugía) si disponemos menos de 15 días

600mg/Kg (vial 40000 UI) subcutánea/ cada 48h (máximo de 6 dosis)

Se recomienda que los pacientes con cirugía ortopédica electiva tengan una determinación del nivel de hemoglobina (Hb) 28 días antes del procedimiento quirúrgico programado si es posible. Para ello se sugiere que la Hb del paciente antes de la cirugía electiva se encuentre dentro del rango normal, según los criterios de la Organización Mundial de la Salud. La anemia debe ser vista como una condición médica seria y tratable, en lugar de simplemente un valor de laboratorio anormal. La implementación del tratamiento de la anemia en el entorno de cirugía ortopédica electiva mejorará los resultados de los pacientes.

Se suplementan de 50 a 100 mg/día de hierro elemental, por vía oral. Se puede calcular el déficit corporal de hierro en miligramos, según la Fórmula de Ganzoni:

Peso (en kg) x (HB deseada – Hb actual) x 2,4 + depósitos de hierro

Mayores de 35 kg:

Hb deseada: 15 gr/dl. Depósitos de hierro: 500 mg

Menores de 35 kg:

Hb deseada: 13 gr/dl. Depósitos de hierro: 15 mg/kg

Embarazo y postparto:

Hb deseada: 12 gr/dl. Con ferritina >50 ng/ml no sumar los depósitos

El tratamiento preoperatorio con epoetina se tolera muy bien, ya que tiene pocos efectos secundarios tras su administración. En el paciente quirúrgico pocas veces se ha observado hipertensión arterial (HTA), a diferencia del enfermo nefrológico, y sólo en pocos casos refieren un cuadro parecido a las artralgias de la gripe que cede con paracetamol.

Hasta la fecha tampoco se ha observado aumento de las complicaciones cardiovasculares ni trombo embolicas en el postoperatorio, incluso en cirugía de riesgo como la cirugía ortopédica y cirugía cardiaca.

Disminución del Umbral Transfusional

Hay una incertidumbre considerable con respecto al umbral de hemoglobina óptima para la administración de las transfusiones de eritrocitos en los pacientes con anemia. La sangre es un recurso escaso y en algunos países las transfusiones son menos seguras que en otros debido a una falta de pruebas para detectar agentes patógenos virales. Por lo tanto, la reducción del número y el volumen de las transfusiones beneficiarían a los pacientes.

Hasta hace unos años la regla 10/30 marcaba el umbral de la anemia. Por muchas décadas este umbral indicaba la decisión de transfundir a un paciente en el perioperatorio basado en la regla de 10/30, manteniendo la hemoglobina por arriba de 10 mg/dL y el hematocrito encima de 30 mg/dL. A día de hoy, lo primero que ha cambiado es la indicación de la autotransfusión. La regla 10/30 está obsoleta y en pacientes sanos y normovolémicos se transfunde cuando la hemoglobina baja de 7g/dl.

Recomendación de la American Association of Blood Banks

En los pacientes hospitalizados, hemodinámicamente estables grado: recomendación fuerte; evidencia de alta calidad), la AABB (American Association of Blood Banks) recomienda adherirse a una estrategia restrictiva de transfusión (7 a 8 g/dl). Sugiere la adopción de una estrategia restrictiva en pacientes hospitalizados con enfermedad cardiovascular preexistente y considerar la transfusión en los pacientes con síntomas o un nivel de hemoglobina ≤8 g/dl (grado: recomendación débil, pruebas de calidad moderada).

Deben recordarse también las guías de la ASA para trasfusiones. Como parámetro independiente, tener una SvO2 >70 % es útil, y, quizás, evite la trasfusión. La fórmula "pérdidas sanguíneas permisibles" (PSP) calcula qué tanta pérdida sanguínea se toleraría antes de optarse por transfundir. Siempre prima la clínica del paciente individualizando los casos.

PSP = (Hcto real – Hcto umbral)/promedio Hcto x Volemia

- **Hcto Umbral**: Mínimo hematocrito permitido antes de decidir una transfusión; es un concepto teórico, y se obtiene disminuyendo en un 30 % el hematocrito real del paciente, o un 20 % en patología cardiopulmonar estable, y hasta un 10 % en paciente crítico; su valor final no debe ser menor al 25 %.
- **Volemia (ml):** Peso del paciente (kg) x 70. En prematuros se multiplica por 110; en recién nacido y neonatos, por 90; en niños, por 80; en jóvenes y adultos, por 70; en ancianos, por 65; y en mujeres ancianas, por 60. Mientras más joven y corpulento sea el paciente, mayor componente de agua corporal (volemia).

La utilidad de las estrategias preoperatorias es indiscutible. Está demostrado que la probabilidad de que un paciente requiera una transfusión sanguínea durante el acto periquirúrgico depende directamente del nivel de hemoglobina previo a la intervención.

5.2.-Fase Intraoperatoria

Esta fase se define como el tiempo desde que el paciente entra en la sala de operaciones hasta que es llevado a la sala de recuperación. Este periodo se considera como el hecho quirúrgico en sí, donde participa el equipo quirúrgico formado por el cirujano, el ayudante de cirujano, el anestesiólogo, la enfermera instrumentista y la enfermera circulante.

Cada miembro del equipo tiene una función específica con un objetivo común que es dar la máxima seguridad y eficacia al paciente.

Prevención del descenso de la temperatura

La anestesia y la cirugía causan un significativo impacto sobre el balance térmico corporal a causa de la alteración de los mecanismos de termorregulación normales y por la pérdida de calor causada durante la cirugía (exposición a un ambiente con bajas temperaturas en la sala de operaciones, soluciones frías de lavado intraoperatorias y de infusiones intravenosa). Si el descenso de la temperatura del paciente deciente 1 o 2° aumenta la incidencia de efectos adversos para el paciente: mayor sangrado, las plaquetas y los factores de coagulación no desempeñan bien su fusión, deterioro de la calidad de recuperación posoperatoria, mayores tiempos de permanencia en unidad de recuperación pos anestésico. También se demostró una mayor incidencia de complicaciones a largo plazo: infección de las heridas quirúrgicas, hospitalización prolongada, isquemia miocárdica, arritmias cardíacas.

Por ello es importante que durante el acto operatorio se mantenga en valores normales la temperatura de los pacientes para evitar este efecto pernicioso; para ello se pueden utilizar mantas térmicas y el calentamiento previo de los sueros que se administran al paciente. El aumento de la temperatura del ambiente, calentamiento de fluidos intravenosos y el calentamiento cutáneo activo son medidas necesarias durante el intraoperatorio para evitar la hipotermia. (Ver imagen 2)

Posición del paciente

La colocación correcta del paciente en la mesa de operaciones es una parte de la asistencia, tan importante como la preparación pre- operatoria adecuada y la asistencia segura en la relación con la recuperación del enfermo, requiere conocimientos de anatomía y aplicación de principios fisiológicos, al igual que estar familiarizado con el equipo necesario. La posición en la que se coloca al paciente para la operación está determinada por el procedimiento quirúrgico que va a realizarse, tomando en cuenta la vía de acceso elegida por el cirujano y la técnica de administración de anestesia, también influyen factores como la edad, estatura, peso, estenocardia pulmonar y enfermedades anteriores. El anestesista es especialmente cuidadoso en el momento de posicionar al paciente en la mesa de quirófano para que no se generen, por compresión, áreas de congestión venosa que condicionarían un mayor sangrado durante el acto operatorio.

La presión venosa local cambia según la posición del campo operatorio con relación al corazón, y existe una correlación directa con la entre la reducción de presión y el ahorro de sangre. El posicionamiento adecuado del paciente es muy importante en la cirugía ortopédica y otras cirugías, por ello existen diversas posiciones para todas las especialidades quirúrgicas, para las que se deben tener presente la fisiología del individuo, que puede presentar variaciones tales como respiratoria y circulatoria.

1. Posición Supina o decúbito dorsal

2. Posición Prona o decúbito ventral

3. Posición de Sims o lateral

4. Posición de Fowler o sentado.

Estas posiciones básicas tienen variaciones muy precisas, según sea la cirugía que se va a realizar. (Ver imagen 3)

Estrategias anestésicas

Se tienen en cuenta cuatro aspectos clave: primero, hipotensión controlada, donde la tensión arterial media (TAM) disminuye sin comprometer órganos vitales, pero atenuando la presión que impulsa el sangrado en lechos cruentos. La TAM puede llevarse a 50 mmHg, y en enfermos con patología cardiopulmonar o neurológica debe ser en administración de líquidos endovenosos, cuyo exceso puede llevar a coagulo Patía dilucional. Segundo, precaución en administración de líquidos endovenosos, cuyo exceso puede llevar a coagulopatía dilucional; los "coloides", por su parte, pueden alterar la función plaquetaria. Tercero, la anestesia regional disminuye las pérdidas sanguíneas al compararla con la general y debe priorizarse.

Y cuarto, la posición del paciente con el área quirúrgica por encima del nivel cardiaco disminuye el sangrado, al disminuir la presión hidrostática relacionada con la aurícula derecha; en estos casos se debe estar atento a la posibilidad de embolia aérea. Al paciente en posición prono se le deben instaurar rollos a lo largo de ambas líneas medio claviculares, para disminuir la presión intraabdominal y la presión sobre la vena cava, y así disminuir el sangrado.

Técnicas Quirúrgicas de Ahorro de Sangre

Se producen cantidades sustanciales de pérdida de sangre perioperatoria durante la artroplastia total de rodilla (ATR) que puede requerir transfusión alogénica en más del 30% de los pacientes. El aumento de la pérdida de sangre conduce a un mal funcionamiento físico, aumenta los riesgos de infección y prolonga la hospitalización, lo que eventualmente puede afectar los resultados clínicos generales de la artroplastia total de rodilla. Además, las transfusiones de sangre alogénicas se asocian con un mayor riesgo de reacciones transfusionales, inmunosupresión y una variedad de reacciones inmunológicas. Estas preocupaciones han llevado a los cirujanos y anestesiólogos a desarrollar diversas estrategias para conservar la sangre, reducir los costos y disminuir las complicaciones relacionadas con las transfusiones de sangre.

Se han utilizado múltiples medidas no farmacológicas intraoperatorias de ahorro de sangre, incluyendo:

- Hemodilución normovolémica aguda
- Anestesia hipotensiva
- Torniquetes
- Selladores bipolares
- Sistemas de rescate de sangre intraoperatorio
- Tapones femorales intramedulares
- Cirugía asistida por computadora
- Uso de instrumentación específica del paciente (electro cauterio, coagulador de rayo argón, cola de fibrina)

Las estrategias para ahorrar sangre son múltiples y pueden aplicarse antes, durante o después de una intervención en la que se prevea una cuantiosa pérdida de masa roja (entre 800 y 1.500 ml). Cada técnica tiene sus indicaciones. La idea es emplear con cada enfermo la que más se adecue a su situación y tipo de cirugía

Aplicar principios quirúrgicos halstedianos (buen trato de tejidos, estricta hemostasia, disección por planos y ligaduras selectivas) disminuye las pérdidas sanguíneas. El electro bisturí y otras alternativas que permitan disecar, cortar y coagular simultáneamente (como el electrocauterio, el láser de argón, y el escalpelo ultrasónico o de radiofrecuencia, así como la cirugía endoscópica o videoasistida) disminuyen el sangrado.

Tanto el torniquete en cirugía de extremidades como la adrenalina en la incisión quirúrgica deberían usarse, a menos que exista alguna contraindicación. El objetivo es minimizar la pérdida de sangre, cuanto menos sangre se pierda durante la operación mejor será el resultado final y menor la probabilidad de complicaciones. (Ver imagen 4)

Existen diversos instrumentos para ayudar a los cirujanos para minimizar el sangrado:

- Bisturí electrónico: instrumento quirúrgico que utiliza el calor generado por una corriente eléctrica de alta frecuencia para cortar tejidos. Se caracteriza porque realiza el corte, la coagulación y la hemostasia conjuntamente.
- Bisturí láser: es un escalpelo usado en cirugía, para cortar o separar tejido vivo por medio de luz láser.
- Bisturí de argón: es un coagulador por plasma de, que reduce el tiempo quirúrgico y la necesidad de utilizar el bisturí eléctrico y proporciona mayor seguridad en cirugías y procedimientos de alta complejidad en los que el riesgo de sangrado es alto.
- Bisturí ultrasónico: Se usa en los tejidos blandos, con el fin de controlar la hemorragia y reducir al mínimo la lesión térmica, y no se recomienda para incidir hueso ni para la oclusión tubárica con fines anticonceptivos.

Técnicas y aparatos quirúrgicos para localizar y detener hemorragias internas:

- Electrocauterio
- Cirugía láser
- Coagulador de rayo argón
- Radiocirugía con bisturí de rayos gamma
- Escalpelo coagulador por microondas
- Escalpelo hemostático de Shaw
- Adhesivos tisulares
- Embolización artificial

Administración de fármacos intraoperatorios

En las intervenciones de cirugía ortopédica con sangrado intraoperatorio considerable (prótesis de rodilla, de cadera, etc.).Algunos fármacos mejoran el trombo génesis, y otros disminuyen la fibrinólisis. En general, la evidencia sugiere favorecer al ácido tranexámico, por seguridad, balance riesgo-beneficio y costos, se ha demostrado que la administración reduce el sangrado quirúrgico en un 30%.

- El Ácido Tranexámico actúa inhibiendo la destrucción del coágulo que se forma de forma fisiológica para detener el sangrado, bloquea la fibrinólisis antagonizando reversiblemente el receptor de lisina en la unión plasminógeno-fibrina, pues así evita su transformación en plasmina. La experiencia clínica con ácido tranexámico y los datos sobre su seguridad, disminuyen la mortalidad de los pacientes poli traumatizados, han hecho de este fármaco el antifibrinolítico más universal en el paciente quirúrgico con hemorragia severa. Este fármaco, además de ser eficaz y barato, no ha presentado efectos adversos graves en el gran número de pacientes tratados con él.

- Factor VII activado recombinante: Aumenta los fenómenos tromboembólicos. En hemorragia obstétrica y trauma se describe su uso como "fuera de ficha técnica". Su mecanismo de acción es la formación de un complejo con el factor tisular, lo que supone la activación del factor IX, la activación del X, la formación de trombina y la posterior generación de fibrina y activación plaquetar. Actualmente la única indicación es el tratamiento de hemofílicos con inhibidor. Se considera su uso en casos de hemorragia incoercible en pacientes con requerimientos transfusionales persistentes, a pesar de haber empleado las alternativas terapéuticas convencionales. Complejo protombínico: Contiene factores de coagulación II, VII, IX y X. Algunos preparados adicionan heparina y complejo proteína C-S. Indicado en deficiencia de factores de coagulación, en reversión de la hemorragia por anticoagulantes orales o en deficiencia de vitamina K, y en profilaxis de hemorragia intraoperatorio.
- Desmopresina: análogo de la vasopresina, que junto a su efecto antidiurético aumenta los niveles de factor VIII y Von Willebrand por la liberación directa a partir del endotelio y mejora la función plaquetar (aumenta la adhesividad plaquetaria). Los efectos secundarios son de poca importancia (rubor facial, náuseas y cefalea), en ocasiones hipotensión relacionada con una administración rápida por lo que debe administrarse lentamente.
- Transportadores artificiales de oxígeno: el desarrollo de un sustituto efectivo de los glóbulos rojos es un logro terapéutico atractivo. Sus funciones más importantes son: transportar O2 y CO2 eficazmente y mantener la dinámica circulatoria. El desarrollo de "portadores de oxígeno" sintéticos o de bioingeniería no persigue que sean sustitutos de la sangre, en el sentido de que no realizan funciones como proporcionar nutrientes o

luchar contra las infecciones, lo que pretende es, temporalmente, ante una situación patológica, incrementar el transporte de O2 y CO2 por la sangre. Las estrategias que se siguen son básicamente dos:

- Productos basados en la molécula de hemoglobina.
- Moléculas orgánicas sintéticas o derivados perfluorados.

- La aprotinina: es un inhibidor de las proteasas de amplio espectro. Su mayor efecto sobre el sistema hemostático es la reducción de la actividad fibrinolítica en los pacientes tratados, ya que inhibe la acción de los trombolíticos, si se administra junto con heparina aumenta el tiempo de coagulación activa y disminuye el efecto antihipertensivo de los inhibidores ACE

Hemodilución aguda normovolémica.

La hemodilución normovolémica es una técnica simple y segura. La técnica consiste en la extracción de 1 a 3 unidades de sangre del paciente, (la cantidad extraída dependerá del hematocrito previo del paciente, de la tolerancia y de las necesidades de sangre para la intervención) a través de una vía arterial o venosa, hacia bolsas colectoras sanguíneas antes o después de la inducción anestésica, al mismo tiempo que se repone o se restaura el volumen circulante con coloide o cristaloides en la misma cantidad al volumen extraído para mantener la normovolemia, provocando que se diluyan los hematíes del enfermo, y como resultado durante el sangrado perderá menor masa eritrocitaria. Superado el momento de mayor sangrado se reinfunde la sangre extraída, rica en hematíes. Las unidades de sangre extraídas se mantienen conectadas a otra vía venosa del paciente sin solución de continuidad (circuito cerrado), por ello aquellas personas que rechazan la transfusión de sangre por motivos religiosos pueden utilizar esta técnica. La hemodilución normovolémica solo se considera en aquellas intervenciones quirúrgicas en las cuales la pérdida estimada sanguínea se aproxima o puede superar los 1000-

2000 ml. Requiere unas condiciones previas del paciente y unos niveles de hemoglobina preoperatoria de, al menos, 14 gramos/litro.

La hemodilución normovolémica se considera en aquellas intervenciones quirúrgicas en las cuales las pérdidas sanguíneas estimadas sean de 1 ó 2 Lt o mayor del 20% de la volemia, en testigos de Jehová, o en pacientes con grupos sanguíneos de difícil obtención.

Recuperación de sangre

Cell-saver o Recuperador de sangre es una máquina que durante una operación **recupera la sangre** de una herida o cavidad corporal por aspiración. Después de recuperar la sangre la **filtra o limpia** y concentra eritrocitos para lograr concentrados hemáticos suspendidos en suero fisiológico con hematocrito del 50 % - 70 % para luego **reinfundirlos en el paciente**.

Recomendado cuando se estimen que las pérdidas superen el 20% de la volemia, es decir, que el sangrado supere los 1.000 ml. Tradicionalmente se ha utilizado en autotransfusión intraoperatorio.

5.3.-Fase postoperatoria

En la fase postoperatoria de algunas intervenciones quirúrgicas su cirujano puede indicar la utilización de drenajes recuperadores si prevé que el sangrado en las primeras 6 horas del postoperatorio será superior a unos 500 ml.

Los **drenajes recuperadores** permiten aspirar el sangrado que se produce en el foco quirúrgico, filtrarla y recolectarla en una bolsa especial que contiene un elemento anticoagulante. Dentro de las primeras 5 horas del postoperatorio, según los protocolos internos de la Unidad, esta sangre filtrada puede administrarse al paciente para contribuir a la disminución del grado de anemia postoperatoria. El sistema se constituye en forma de circuito sin solución de continuidad con el paciente, por lo que su uso está generalmente aceptado por aquellos pacientes que por razones religiosas no admiten la transfusión de sangre autóloga.

Otras medidas dirigidas a la reducción del sangrado:

- **Control de la Tensión Arterial.** La hipertensión es un factor que condicionará un mayor sangrado postoperatorio, por ello es importante que ya desde el postoperatorio inmediato se administren al paciente los fármacos necesarios para mantener las cifras tensionales del paciente dentro de rangos normales.
- **Analgesia**. El dolor es un factor inductor de estrés y, por ello, por acción directa e indirecta (elevando la tensión arterial), es también un elemento potenciador del sangrado. El equipo médico se encargará de ajustar una pauta analgésica adecuada para conseguir un correcto control del dolor postoperatorio.

- **Nauseas**. Las náuseas, a través del aumento de la presión en el territorio venoso, son otro elemento que puede potenciar el sangrado postoperatorio. Por ello, de forma protocolizada, todos los pacientes sometidos a cirugía mayor reciben tratamiento farmacológico para evitar la aparición de náuseas y vómitos

La medicina basada en la evidencia (MBE) y su aplicabilidad en la práctica clínica. La MBE se define como 'el uso consciente, explícito y juicioso de la mejor evidencia científica disponible para tomar decisiones sobre los pacientes'. El acto médico se entiende como una experiencia de relación interpersonal en la que los valores y la experiencia del médico, junto con las preferencias de los pacientes, tienen un papel preeminente, a lo que debe añadirse como elemento crucial la evaluación sistemática de la **evidencia científica**. Pretende que los médicos asistenciales, además de su experiencia y habilidades clínicas, sepan aplicar de manera adecuada los resultados de la investigación científica, a fin de mejorar la calidad de la práctica médica.

Por ello, a continuación se plasmaran distintas pruebas, investigaciones, antecedentes de algunos de los temas tocados anteriormente.

Anemia

Los pacientes con traumatismos ortopédicos se transfunden rutinariamente para la anemia incluso cuando están asintomáticos en reposo, a pesar de que hay relativamente poca evidencia científica sobre qué nivel de anemia puede tolerarse con seguridad. Algunos cirujanos prefieren un enfoque más liberal, transfundiendo para mantener los niveles de hemoglobina (Hgb) en 7.0 g / dL o más; otros prefieren un enfoque más conservador, permitiendo que los niveles de Hgb caigan por debajo de 7,0 g / dL.

Se llevó a cabo un estudio para determinar si un enfoque más conservador podría poner a los pacientes en mayor riesgo de complicaciones de la anemia severa. Revisamos retrospectivamente los casos de 104 pacientes que fueron tratados por un solo cirujano en un centro de trauma académico de nivel I y que fueron seguidos durante al menos 1 año. Los pacientes (entre 18 y 50 años) se dividieron en 2 grupos por el nivel más bajo de Hgb antes de la primera transfusión, por debajo de 7,0 g / dL o más, y luego si fueron transfundidos. Se realizó un análisis de regresión logística. El resultado primario fue la complicación postoperatoria. No hubo un aumento en el riesgo de complicaciones relacionadas con la anemia (P=3). Sin embargo, hubo un riesgo significativo de complicación relacionada con la transfusión (p <0,01). Además, hubo un efecto dosis-dependiente con cada unidad transfundida (P =0,02). En pacientes traumatológicos ortopédicos jóvenes, sanos y asintomáticos, una estrategia de transfusión más conservadora (frente a una estrategia más liberal) no pareció conllevar un mayor riesgo.

Efectos del hierro intravenoso combinado con dosis bajas de eritropoyetina humana recombinante

Fondo:

Los autores examinaron el impacto del hierro parenteral y la eritropoyetina-β humana recombinante (rHuEPO-β) administrada en la artroplastia total de reemplazo bilateral de rodilla, en la anemia postoperatoria y los requisitos de transfusión en pacientes con deficiencia de hierro.

Diseño y métodos del estudio:

Un total de 108 pacientes con deficiencia de hierro fueron asignados aleatoriamente a dos grupos: Grupo C (control) o Grupo IE (200 mg de hierro sacarosa por vía intravenosa durante 1 hora y 3000 UI de rHuEPO-β por vía subcutánea durante la operación y durante el período postoperatorio si el nivel de hemoglobina [Hb] fue de 70-80 g / l). Se transfundieron una o 2 unidades de sangre a los pacientes en ambos grupos según el nivel de Hb postoperatoria (entre 60 y 70 g / L o entre 50 y 60 g / L, respectivamente). Se documentaron los resultados clínicos y de laboratorio perioperatorios (Hb, variables de hierro, cantidad de hemorragia postoperatoria y número de unidades de hematíes transfundidos e incidencias).

Resultados:

Aunque la Hb preoperatoria y la cantidad de sangrado postoperatorio fueron comparables en los dos grupos, los niveles de Hb a 1, 2 y 3 días y a las 2 y 6 semanas postoperatorias fueron significativamente más altos en el Grupo IE. Además, la tasa de transfusión fue significativamente menor en Grupo IE (20.4% vs. 53.7%, p = 0.011) y el número promedio de unidades de glóbulos rojos transfundidas fue marcadamente menor en Grupo IE (0.2 ± 0.5 vs. 0.8 ± 0.8, p = 0.005). Los niveles postoperatorios de hierro, ferritina y saturación de transferrina fueron significativamente mayores en el Grupo IE.

Conclusiones:

El tratamiento con hierro parenteral y dosis bajas de rHuEPO-β en la artroplastia total de reemplazo bilateral de rodilla atenuó eficazmente la anemia y redujo los requerimientos de transfusión en pacientes con deficiencia de hierro.

Umbral de transfusión

Objetivos

El objetivo de esta revisión fue comparar la mortalidad a los 30 días y otros resultados clínicos en participantes asignados al azar a umbrales (condicionantes) restrictivos versus liberales de transfusión de eritrocitos para todas las afecciones. El umbral restrictivo de transfusión utiliza un nivel de hemoglobina inferior para condicionar la transfusión (con más frecuencia 7 g/dl u 8 g/dl), y el umbral liberal de transfusión utiliza un nivel de hemoglobina mayor para condicionar la transfusión (con más frecuencia 9 g/dl a 10 g/dl).

Obtención y análisis de los datos

Los cocientes de riesgo de los resultados clínicos en los ensayos se agruparon mediante un modelo de efectos aleatorios. Dos personas extrajeron los datos y evaluaron el riesgo de sesgo. Se realizaron análisis predefinidos según los subgrupos clínicos. Los participantes asignados al azar al umbral inferior transfusión se definieron como "transfusión restrictiva", y al umbral superior de transfusión como "transfusión liberal".

Resultados principales

Cumplieron los criterios de elegibilidad 31 ensayos que incluyeron 12587 participantes de varias especialidades clínicas (p.ej. cirugía, cuidados intensivos). Las intervenciones de los ensayos se dividieron de manera bastante similar con respecto a la concentración de hemoglobina utilizada para definir el grupo de transfusión restrictiva. Alrededor de la mitad utilizó un umbral de 7 g/dl, y la otra mitad utilizó un umbral restrictivo de transfusión de 8 g/dl a 9 g/dl. En general los ensayos tuvieron bajo riesgo de sesgo.

Las estrategias restrictivas de transfusión redujeron el riesgo de recibir una transfusión de eritrocitos en el 43% en una amplia variedad de especialidades clínicas (cociente de riesgos [CR] 0,57; intervalo de confianza [IC] del 95%: 0,49 a 0,65; 12 587 participantes, 31 ensayos; pruebas de alta calidad), con una gran heterogeneidad entre los ensayos (I^2 = 97%).

En general, las estrategias restrictivas de transfusión no aumentaron ni redujeron el riesgo de mortalidad a los 30 días en comparación con las estrategias liberales de transfusión (CR 0,97; IC del 95%: 0,81 a 1,16; I^2 = 37%; N = 10 537; 23 ensayos; pruebas de calidad moderada) ni ninguno de los otros resultados evaluados (es decir, eventos cardíacos [pruebas de baja calidad], infarto de miocardio, accidente cerebrovascular, tromboembolia (pruebas de alta calidad)). La transfusión liberal no afectó al riesgo de infección (neumonía, de la herida o bacteriemia).

Conclusiones

La transfusión con una concentración de hemoglobina restrictiva entre 7 g/dl y 8 g/dl disminuyó la proporción de participantes expuestos a una transfusión de eritrocitos en el 43% en una amplia variedad de especialidades clínicas. No hubo pruebas de que una estrategia restrictiva de transfusión repercutiera en la mortalidad a los 30 días o en la morbilidad (es decir, mortalidad en otros momentos, eventos cardíacos, infarto de miocardio, accidente cerebrovascular, neumonía, tromboembolia, infección) en comparación con una estrategia liberal de transfusión. Los resultados proporcionan pruebas convincentes de que las transfusiones de eritrocitos alogénicos se pueden evitar en la mayoría de los pacientes con umbrales de hemoglobina por encima de 7 g/dl a 8 g/dl.

Otra investigación sobre el umbral de transfusión

Objetivo:

El umbral de la hemoglobina en el que se justifica la transfusión de eritrocitos postoperatorios es controvertido. Llevamos a cabo un ensayo aleatorizado para determinar si un umbral más alto para la transfusión de sangre mejoraría la recuperación en pacientes que se habían sometido a cirugía por fractura de cadera.

Métodos:

Se inscribieron pacientes de 2016 que tenían 50 años o más, que tenían antecedentes o factores de riesgo de enfermedad cardiovascular y cuyo nivel de hemoglobina era inferior a 10 g por decilitro después de una cirugía de fractura de cadera. Asignamos aleatoriamente a los pacientes a una estrategia de transfusión liberal (un umbral de hemoglobina de 10 g por decilitro) o una estrategia de transfusión restrictiva (un nivel de hemoglobina <8 g por decilitro). El resultado primario fue la muerte o la incapacidad de caminar a través de una habitación sin asistencia humana en un seguimiento de 60 días.

Resultados:

Se transfundió una mediana de 2 unidades de glóbulos rojos en el grupo de estrategia liberal y ninguna en el grupo de estrategia restrictiva. Las tasas del resultado primario fueron del 35,2% en el grupo de estrategia liberal y del 34,7% en el grupo de estrategia restrictiva (odds-ratio en el grupo de estrategia liberal, 1,01; intervalo de confianza [IC] del 95%, 0,84 a 1,22), una diferencia de riesgo absoluta de 0.5 puntos porcentuales (IC 95%, -3.7 a 4.7). Las tasas de síndrome coronario agudo intrahospitalario o muerte fueron del 4,3% y 5,2%, respectivamente (diferencia de riesgo absoluto, -0,9%; IC del 99%, -3,3 a 1,6), y las tasas de muerte en el seguimiento a los 60 días fueron 7.6% y 6.6%, respectivamente (diferencia de riesgo absoluto, 1.0%, 99% CI, -1.9 a 4.0). Las tasas de otras complicaciones fueron similares en los dos grupos.

Conclusiones:

Una estrategia de transfusión liberal, en comparación con una estrategia restrictiva, no redujo las tasas de muerte o la incapacidad para caminar de forma independiente en el seguimiento de

60 días o reducir la morbilidad hospitalaria en pacientes de edad avanzada con alto riesgo cardiovascular.

Hipotermia

Objetivo:

Los estudios in vitro indican que la función de las plaquetas y la cascada de la coagulación están alteradas por la hipotermia. Sin embargo, se desconoce hasta qué punto la hipotermia perioperatoria influye en el sangrado durante la cirugía. En consecuencia, probamos la hipótesis de que la hipotermia leve aumenta la pérdida de sangre y los requerimientos de transfusión alogénica durante la artroplastia de cadera.

Métodos:

Se evaluaron los requerimientos de transfusión y pérdida de sangre en 60 pacientes sometidos a artroplastias primarias unilaterales de cadera total que se asignaron aleatoriamente a normotermia (temperatura central intraoperatoria final 36,6 [0,4] grados C) o hipotermia leve (35,0 [0,5] grados C). Se administraron por protocolo estricto cristaloides, coloides, eritrocitos y sangre alogénica.

Recomendaciones:

La pérdida de sangre intra y postoperatoria fue significativamente mayor en los pacientes con hipotermia: 2.2 (0.5) L vs 1.7 (0.3) L, $p < 0.001$). Se requirieron ocho unidades de glóbulos rojos empaquetados alogénicos en siete de los 30 pacientes hipotérmicos, mientras que solo un paciente normotérmico requirió una unidad de sangre alogénica ($p < 0{,}05$ para el volumen administrado). Una disminución típica de la temperatura central en pacientes sometidos a artroplastia de cadera aumentará la pérdida de sangre en aproximadamente 500 ml.

Interpretación:

El mantenimiento de la normotermia intraoperatoria reduce la pérdida de sangre y los requerimientos de sangre alogénica en pacientes sometidos a artroplastia total de cadera.

Optimizar la hemoglobina al mismo nivel para todos los pacientes para evitar la transfusión en la artroplastia primaria de rodilla

Antecedentes y objetivo:

La optimización del nivel de hemoglobina preoperatoria (Hb) es una forma efectiva de reducir la transfusión alogénica en la artroplastia total de rodilla (ATR) aunque el procedimiento es costoso, requiere una estrecha vigilancia y es a menudo inconveniente para los pacientes con movilidad reducida. Nuestro objetivo fue investigar el valor de los niveles de Hb preoperatoria para predecir la transfusión y adaptar así la optimización de la Hb a las características del paciente.

Materiales y métodos:

Se revisaron todos los pacientes consecutivos que se sometieron a una ATR primaria en nuestro centro durante 2 años y que recibieron ácido tranexámico intraoperatoriamente. La asociación ajustada entre los niveles de Hb preoperatoria y la transfusión se evaluó mediante regresión logística multivariante, y la probabilidad estimada de transfusión para pacientes individuales se obtuvo del modelo logístico.

Resultados:

De los 784 pacientes que cumplen los criterios de inclusión, el riesgo de transfusión se asoció con un peor estado funcional, según lo medido por la Asociación Americana de Anestesiología (ASA), calificación III / IV (OR: 3 · 3, P <0 · 001) y nivel de Hb preoperatorio más bajo (OR 3 ·

8 por cada g / dl por debajo de 13 g / dl; P <0 · 001). De acuerdo con el nivel de Hb, la probabilidad estimada de transfusión fue de 0 · 03 (rango: 0 · 03-0 · 64) para pacientes ASA I / II y 0 · 10 (rango: 0 · 10-0 · 84) para ASA III / IV.

Conclusión:

No todos los pacientes sometidos a una ATR que reciben ácido tranexámico necesitan el mismo objetivo de optimización de la Hb preoperatoria. Dos factores fácilmente disponibles, como el puntaje ASA y el nivel de Hb, pueden ayudar a individualizar el objetivo de optimización de la Hb.

6. Conclusiones

Esta breve síntesis de las estrategias alternativas a la transfusión de sangre debe verse como una idea global. Hay una lista de alternativas a las transfusiones, pero lo que importa es usar dichas alternativas en múltiples combinaciones, adaptadas a las necesidades del paciente, ya que no todos los pacientes necesitan todas las alternativas.

Todo muestra que la medicina avanza a pasos agigantados, todos los médicos deberían interesarse por las estrategias de ahorro de sangre, es un método muy sencillo, debido a que hay pruebas de peso que aseguran que se puede reducir la morbilidad, la mortalidad y en efecto el costo. Cuanta menos sangre se transfunda en la artroplastia total de rodilla, mayor es su calidad. Según las evidencias, se puede concluir que la transfusión más segura es la que no se administra, el ahorro de sangre es un método muy sencillo, evita complicaciones, y ofrece mejores perspectivas al paciente.

Hay estrategias muy sencillas y baratas que ayudarían a la mayoría y que se pueden adoptar hasta en el hospital más pequeño. Las alternativas a las trasfusiones son seguras, son técnicas médicas buenas, bien fundadas, bien probadas, por eso muchos expertos coinciden de que en un futuro la medicina y la cirugía sin transfusiones de sangre serán la norma terapéutica para todos los pacientes, la combinación de estrategias que permitan la eliminación de los requerimientos de sangre homóloga, tales como donación preoperatoria de sangre autóloga, conservación intraoperatoria de sangre, eritropoyetina recombinante, transportadores de oxígeno y la hemodilución normovolémica, parecen constituirse en las alternativas más prometedoras.

Si bien una cirugía siempre conlleva riesgos, la asistencia medica sin transducciones satisface de manera singular tanto las necesidades como los derechos del paciente. Es importante poder otorgarle al paciente "poder de decisión", no solo para respetar mejor su autonomía sino también para potenciar un buen tratamiento médico.

Para poder realizar esto, se precisa la instauración de programas en los hospitales que incluyan guías de transfusión, formación continuada y herramientas institucionales que permitan valorar las técnicas utilizadas y la práctica transfusional en el centro

Para realizar este cambio de paradigma en la práctica transfusional nos podemos basar en 5 razones principales.

1. Éticas: se consideran las preferencias de muchos pacientes de ser intervenidos quirúrgicamente sin recibir transfusión de sangre y el derecho de beneficiarse de las técnicas de ahorro de sangre.
2. Medicina basada en la evidencia: existe un mayor conocimiento de las limitaciones de la transfusión y de los efectos adversos que se producen por indicaciones poco razonadas o prescripciones rutinarias.
3. Económicas: el coste real de las transfusiones se estima que es de 2 a 4 veces el coste de adquisición del componente hemático.
4. Demográfico: el envejecimiento de la población, las condiciones estrictas para ser donante, la falta de altruismo y las grandes variaciones en la práctica transfusional;
5. Aspectos legales: en diversos países, la transmisión del VIH dio lugar a que las autoridades sanitarias fueran condenadas a penas por negligencia profesional con resultado de muerte

7. Bibliografía

1. http://www.teknon.es/es/medicina-cirugia-sangre
2. https://www.researchgate.net/publication/256851453_De_las_tecnicas_de_ahorro_de_sangre_al_patient_blood_management
3. https://cuidateplus.marca.com/enfermedades/2005/07/08/tecnicas-ahorro-sangre-dejan-transfusion-recurso-15050.html
4. https://www.ncbi.nlm.nih.gov/pubmed/23371424
5. http://www.teknon.es/es/medicina-cirugia-sangre/recursos-tecnologicos-farmacologicos/fase-postoperatoria
6. https://www.ncbi.nlm.nih.gov/pubmed/24684514
7. https://www.jw.org/es/informacion-medica/medicina-cirugia-sin-sangre/ortho-Embolization/
8. https://www.ncbi.nlm.nih.gov/pubmed/24318318
9. https://www.sciencedirect.com/science/article/pii/S0034935615300025